ESSEN UND TRINKEN IM SÄUGLINGSALTER

GLÄSCHEN-ÜBERSICHT

Ernährungswissenschafterin
und Stillberaterin
Mag. Ingeborg Hanreich, IBCLC

Band 2

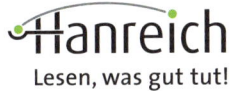

Lesen, was gut tut!

Wichtiger Hinweis:

Die Gläschen-Übersicht erhebt keinen Anspruch auf Vollständigkeit und stellt keine Bewertung dar. Die Autorin hat die Produkte nach bestem Wissen und Gewissen auf die Zutatenabfolge hin überprüft. Aufgrund der sich z. B. immer wieder ändernden Rezepturen und möglichen Irrtümern bei den Angaben der Hersteller kann jedoch keine Haftung für eventuelle Nachteile oder Schäden, die aus der Zusammensetzung und Zusammenstellung resultieren, übernommen werden. Jede Leserin, jeder Leser ist für das eigene Tun und Lassen selbst verantwortlich.

Noch ein Hinweis:

Diese Zusammenstellung dient als Einkaufshilfe und Ergänzung zum Buch „Essen und Trinken im Säuglingsalter". Sie kann über den Buchhandel nicht einzeln erworben werden.

Text und Zusammenstellung:	Mag. Ingeborg Hanreich, IBCLC
Grafik und Layout:	Gerlinde Cathrin Antolkovich
Foto:	Karl Grabherr – www.karl.grabherr.at
Film und Druck:	Ueberreuter Print GmbH, Korneuburg

1. Beiheft „Gläschen-Übersicht" zur 6. überarbeiteten und erweiterten Auflage „Essen und Trinken im Säuglingsalter" 2010
© by Verlag Ingeborg Hanreich, Wien
ISBN 978-3-901518-10-2 | Band 2

Verlag und Vertrieb in Österreich: Mag. Ingeborg Hanreich
Esterhazygasse 7/2, A-1060 Wien | Tel.: (+43 1) 504 28 29-1 | Fax: (+43 1) 504 28 29-4
E-Mail: bestellung@kinderkost.com | Internet: www.kinderkost.com

Vertrieb in der Schweiz: Sonja Schär, Mütter- und Väterberaterin
Lohstrasse 22, CH-8362 Balterswil, Tel.:(+41 71) 971 49 77 | Fax: (+41 71) 971 49 76
E-Mail: sonja.schaer@kinderkost.com | Internet: www.kinderkost.com

DIE GLÄSCHEN-ÜBERSICHT

Die Zusammenstellung der am Markt befindlichen Breie und Gläschen spiegelt die aktuelle Situation zum Zeitpunkt der Erhebung wieder.

Sie berücksichtigt alle Produkte in Deutschland, Österreich und in der Schweiz, die den Beikostplänen im Buch *„Essen und Trinken im Säuglingsalter"* entsprechen.

Aufgrund der in unserem Buch enthaltenen 4 verschiedenen Beikostpläne ergeben sich unterschiedliche Beginnzeiten für gestillte (vegetarische) Kinder und Abweichungen davon bei frühen Beikostzeichen oder sehr frühen Beikostreifezeichen (☞ Buch Seite 108 bis 131). Die Beginnzeiten für gestillte Kinder sind fett hervorgehoben.

In der Gläschen-Übersicht werden auch die neuen Beikostempfehlungen berücksichtigt, wie z. B. die frühere Glutengabe, die raschere Zutatenabfolge, die Gleichstellung von nicht allergiegefährdeten Kindern mit Allergierisikokindern. Der Plan ist als Beispiel gedacht, von dem es sicher bald Individuelle Abweichungen gibt.

Abkürzungen zur Gläschen-Übersicht

Neben **LM** (dem Lebensmonat) und der **Nummerierung und Benennung der Zutat** sind im Überblick folgende Rubriken zu finden:

Benennungen Beikostprodukte: Hier werden die Gläschen, Getreidebreie (GB) und Zugaben (ZU) aufgelistet. Sie enthalten nur Produkte mit Zutaten, die Ihr Kind bereits in diesem Stufenplan kennengelernt hat.

Sie können unter **Notiz** vermerken, wo die Produkte günstig angeboten werden oder ab wann Sie sie geben.

Marke: In dieser Spalte befindet sich die zu dem Gläschen oder Brei gehörige Handelsmarke. In Österreich sind manche Marken (Bioland – M. Evers Naturkost, pro-biJo) nur in BIO-Supermärkten zu bekommen. Die Marken Sunval und Holle sind in Österreich nur in Naturkostläden und BIO-Supermärkten (auf Anfrage) erhältlich – die Marke Bebivita nur bei der Kaufhauskette Müller, die Marke Alnatura nur bei dm. Gläschen der Marke Humana sind in Deutschland und Österreich via Internet zu beziehen.

D, A, CH: Da die Auswahl an Beikostprodukten in den Ländern Deutschland (D), Österreich (A) und Schweiz (CH) unterschiedlich ist, habe ich dies unter der Rubrik D, A, CH für die einzelnen Länder vermerkt.

Zeitangabe: Die Produkte sind im Regal manchmal nach den vom Hersteller empfohlenen ☞ Zeitangaben geordnet:

n4 = nach dem 4. Monat,
 6 = ab dem 6. Monat,
 8 = ab dem 8. Monat.

Brei- und Gläschenübersicht – Teil 1 von 13

LM	Zutat	Zutat	Notiz
5. – **7.**	1.	Karotte	
5. – **7.**	2.	Raps-/Maiskeim-/ Sonnenblumenöl	
5. – **7.**	3.	Kartoffeln	

 © Verlag I. Hanreich | Esterhazygasse 7/2, A-1060 Wien | Tel.: (+43 1) 504 28 29-1 | office@kinderkost.com | www.kinderkost.com

Benennungen Beikostprodukte	Marke	D, A, CH	Zeitang.
PUR Rüebli	Adapta	CH	n4
Frühkarotten	Alnatura	D, A	n4
Bio-Frühkarotten	babydream/Rossmann	D	n4
Bio-Früh-Karotten	babylove/dm	D, A	n4
Bio-Karottensaft	babylove/dm	D, A	n4
Bio-Minis Früh-Karotte	M. Evers Naturkost	D	n4
Reine Karotte (Biosäfte)	Hipp	D, A, CH	n4
Reine Früh-Karotten	Hipp	D, A, CH	n4
Karotten	Holle	D, A, CH	n4
Karottenpüree	Humana	D, A	n4
Karotten-Direktsaft	Kinella	D	n4
100 % Bio-Saft Karotten	Nestlé	D, A	n4
Bio-Früh-Karotten	Nestlé	D, A	n4
Milasan Karotten (Bio)	Nestlé	D	n4
Garten-Karotten BIO	Nestlé	CH	n4
Karotte pur	pro-biJo	D, A	n4
Frühkarotten	Sunval	D, A	n4
Karottenpüree	Sunval	D, A	n4
1 – 2 TL Öl zum Mittagsgläschen			
Frühkarotten (mit Öl)	Bebivita	D, A	n4
NaturNes Karotten (mit Öl)	Nestlé	A	n4
Karotten-Kartoffeln	Alnatura	D, A	n4
Bio-Frühkarotten mit Kartoffeln	babydream/Rossmann	D	n4
Bio-Früh-Karotten mit Kartoffeln	babylove/dm	D, A	n4
Frühkarotten mit Kartoffeln	Bebivita	D, A	n4
Bio-Minis Früh-Karotte mit Kartoffel	M. Evers Naturkost	D	n4
Früh-Karotten mit Kartoffeln	Hipp	D, A, CH	n4
Karotten mit Kartoffeln	Holle	D, A, CH	n4
Karotten mit Kartoffeln	Humana	D, A	n4
Bio-Frühkarotten mit Kartoffeln	Nestlé	D, A	n4
NaturNes Karotten und Kartoffeln	Nestlé	D	n4
Karotten-Kartoffeln BIO	Nestlé	CH	n4
Milasan Karotten-Kartoffeln (Bio)	Nestlé	D	n4

Brei- und Gläschenübersicht – Teil 2 von 13

LM	Zutat	Zutat	Notiz
5. – **7.**	3.	Kartoffeln	
5. – **7.**	4.	Rind- oder Kalbfleisch	
5. – **7.**	5.	Apfel(saft) (ZU)	

© Verlag I. Hanreich | Esterhazygasse 7/2, A-1060 Wien | Tel.: (+43 1) 504 28 29-1 | office@kinderkost.com | www.kinderkost.com

Benennungen Beikostprodukte	Marke	D, A, CH	Zeitang.
Karotten/Kartoffeln	Sunval	D, A	n4
Karotten-Kartoffeln und Rindfleisch	Alnatura	D, A	n4, (8)
Bio-Karotten mit Kartoffeln und Rindfleisch	babydream/Rossmann	D	n4
Karotten & Kartoffeln mit Bio-Rind	babylove/dm	D, A	n4
Kartoffeln, Karotten und Rindfleisch	Bebivita	D, A	n4
Feiner Kartoffel-Karottenbrei mit zartem Rindfleisch	Bebivita	D	n4
Karotten mit Kartoffeln und Bio-Rind	Hipp	D, A, CH	n4
Kartoffelpüree mit Früh-Karotten & zartem Bio-Rind	Hipp	D, A	n4
(Kartoffel-Gemüse mit Bio-Rind)	Hipp	D	(8)
(Kartoffelstückchen mit Karotten und zartem Bio-Rind)	Hipp	D, A	(8)
Zarte Karotten mit Kartoffeln & Bio-Rind	Nestlé	D, A	n4
(Kartoffel-Gemüse mit Bio-Rind)	Nestlé	D, A	(8)
Karotten-Kartoffeln-Rindfleisch BIO	Nestlé	CH	n4
Karotten-Kartoffeln mit Rindfleisch	Sunval	D, A	6
Adapta PUR Apfel	Adapta	CH	n4
Apfel pur	Alnatura	D, A	n4
Karotte-Apfel	Alnatura	D, A	n4
Milder Bio-Apfelsaft (ZU)	babydream/Rossmann	D	n4
Bio-Fruchtschorle Apfel	babydream/Rossmann	D	n4
Bio-Apfel pur	babydream/Rossmann	D	n4
Milder Apfel	babylove/dm	D, A	n4
Milder Bio-Apfelsaft (ZU)	babylove/dm	D, A	n4
Milder Apfelsaft (ZU)	Bebivita	D, A	n4
Frucht-Schorle Apfel	Bebivita	D	n4
Milder Apfel	M. Evers Naturkost	D	n4
Milder Apfel (Biosäfte) (mit Mineralwasser)	Hipp	D, A, CH	n4
Apfel pur	Holle	D, A, CH	n4
Karotten mit Apfel	Holle	D, A, CH	n4
Milder Apfelsaft	Humana	D, A	n4
Apfel pur	Humana	D, A	n4

Brei- und Gläschenübersicht – Teil 3 von 13

LM	Zutat	Zutat	Notiz
5. – **7.**	5.	Apfel(saft) (ZU)	
7.	6. (11.)	Hafer (ZU)	
6. – **7.**	7. (6.)	Reis (GB)	

© Verlag I. Hanreich | Esterhazygasse 7/2, A-1060 Wien | Tel.: (+43 1) 504 28 29-1 | office@kinderkost.com | www.kinderkost.com

Benennungen Beikostprodukte	Marke	D, A, CH	Zeitang.
Milder Apfelsaft (ZU)	Kinella	D	n4
Apfel-Fruchtschorle	Kinella	D	n4
Milder Apfelsaft (ZU)	Nestlé	D, A	n4
Milder Baby-Apfel	Nestlé	D, A	n4
NaturNes Apfel	Nestlé	D, A	n4
Milasan Apfelsaft	Nestlé	D	n4
Apfel pur	pro-biJo	D, A	n4
Karotten mit Apfel	Sunval	D, A	n4
Apfel pur	Sunval	D, A	n4
Hafer-Getreidebrei	Alnatura	D, A	n4
Bio-Karotten mit Apfel und Hafer	babydream/Rossmann	D	6
Bio-Babybrei Haferflocken	Holle	D, A, CH	n4
Haferflockenbrei	Ja! Natürlich	A	n4
Kölln Schmelzflocken	Kölln	D	6
Kölln Schmelzflocken Dinkel-Hafer	Kölln	D	6
Bio-Getreidebrei-Haferflocken	Milupa	A	n4
Bio-Haferflocken	Milupa	D	n4
Hafer-Vollkornbrei	pro-biJo	D, A	n4
Adapta PUR Reis (GB)	Adapta	CH	n4
Adapta PUR Rind (ZU)	Adapta	CH	n4
Naturreisflocken-Reisschleim (GB)	Alnatura	D, A	n4
Rindfleischzubereitung (ZU) (mit Reis)	Alnatura	D, A	n4
Apfel fein (mit Reis)	Alnatura	D, A	n4
Biorindfleisch püriert (ZU) (mit Reis)	babydream/Rossmann	D	n4
Bio-Rindfleisch-Zubereitung (ZU)	babylove/dm	D, A	n4
Schmelzende Reisflocken (GB)	Hipp	D, A	n4
Milder Apfel (Frucht) (mit Reis)	Hipp	D, A	n4
Bio-Rindfleisch (ZU)	Hipp	D, A	n4
Kalbfleisch püriert (ZU)	Hipp	CH	n4
Bio-Babybrei Reisflocken (GB)	Holle	D, A, CH	n4
Rindfleisch (ZU)	Holle	D, A, CH	n4
Feiner Apfel (mit Reis)	Holle	D, A, CH	n4
Reisschleim (GB)	Ja! Natürlich	A	n4

GLÄSCHEN – ÜBERSICHT

LM	Zutat	Zutat	Notiz
6. – **7.**	7. (6.)	Reis (GB)	
6. – **7.**	8. (7.)	Kürbis	
6. – **8.**	9. (8.)	Birne	

© Verlag I. Hanreich | Esterhazygasse 7/2, A-1060 Wien | Tel.: (+43 1) 504 28 29-1 | office@kinderkost.com | www.kinderkost.com

Benennungen Beikostprodukte	Marke	D, A, CH	Zeitang.
Schmelz-Reisflocken (GB)	Milupa	A	n4
Bio zarte Reisflocken (GB)	Milupa	D	n4
Milupa Reis Getreide (GB)	Milupa	CH	n4
Reisschleim (GB)	pro-biJo	D, A	n4
Rindfleischzubereitung (ZU) (mit Reis)	pro-biJo	D	n4
Kalbfleischzubereitung (ZU) (mit Reis)	pro-biJo	D	n4
Apfel fein (mit Reis)	Sunval	D, A	n4
Rindfleischzubereitung (ZU) (mit Reis)	Sunval	D, A	n4
Kürbis fein (mit Reis)	Alnatura	D	n4
Kürbis mit Kartoffeln	Alnatura	D, A	n4
Bio-Kürbis fein	babydream/Rossmann	D	n4
Reiner Kürbis	Hipp	D, A, CH	n4
Kürbis mit Kartoffeln	Hipp	D, A	n4
Kürbis mit Kartoffeln und Bio-Rind	Hipp	D, A	n4
Karotten-Kürbisgemüse mit Bio-Kalb	Hipp	D, A	8
Kürbis mit Reis	Holle	D, A, CH	n4
Kürbis	Humana	D, A	n4
NaturNes Kürbisgemüse	Nestlé	D, A	n4
Kürbis fein	pro-biJo	D	n4
Kürbis mit Kartoffeln	pro-biJo	D, A	n4
Kürbis fein	Sunval	D, A	n4
Adapta PUR Birne	Adapta	CH	n4
Birne fein (mit Reis)	Alnatura	D, A	n4
Birne pur	Alnatura	D, A	n4
Birne-Apfel	Alnatura	D, A	n4
Apfel-Birne-Reisbrei (GB)	Alnatura	D	n4
Birne-Apfel-Hafer	Alnatura	D, A	n4
Bio-Birne mit Apfel und Hafer	babydream/Rossmann	D	n4
Williams-Christ-Birne (mit Reis)	babydream/Rossmann	D	n4
Bio-Birne mit Apfel	babydream/Rossmann	D	n4
Williams-Christ-Birnen (mit Reis)	babylove/dm	D, A	n4
Williams-Christ-Birne (mit Reis)	Bebivita	D, A	n4
Birne in Apfel (Feine Früchte)	Bebivita	D, A	n4

Brei- und Gläschenübersicht – Teil 5 von 13

LM	Zutat	Zutat	Notiz
6. – **8.**	9. (8.)	Birne	
6. – **8.**	10. (9.)	Mais	
6. – **8.**	11. (10.)	Zucchini (Zuchetti)	

© Verlag I. Hanreich | Esterhazygasse 7/2, A-1060 Wien | Tel.: (+43 1) 504 28 29-1 | office@kinderkost.com | www.kinderkost.com

Benennungen Beikostprodukte	Marke	D, A, CH	Zeitang.
Bio-Minis Williams-Christ-Birne	M. Evers Naturkost	D	n4
Williams-Christ-Birnen (mit Reis)	Hipp	D, A	n4
Birne in Apfel (mit Reis)	Hipp	D, A, CH	n4
Williams-Christ-Birne in Apfel (mit Reis)	Hipp	D, A	8
Birne in Apfel (Fruchtpause)	Hipp	D, A	n4
Birne pur	Holle	D, A, CH	n4
Birne pur	Humana	D, A	n4
Birne (mit Reis)	Humana	D, A	n4
Apfel-Birnen-Saft	Nestlé	D, A	n4
Saftige Birnen mit Apfel	Nestlé	D, A	n4
Williams-Christ-Birnen	Nestlé	D, A	n4
Apfel-Birne feinstückig	Nestlé	D, A	8
NaturNes Birne	Nestlé	D, A	n4
NaturNes Apfel und Birne	Nestlé	D	8
Früchtchen Birnen in Apfel	Nestlé	D, A	n4
Birne pur	pro-biJo	D	n4
Birne-Apfel	pro-biJo	D	n4
Birne-Hafer	pro-biJo	D, A	n4
Birne-Apfel mit Hafer	Sunval	D, A	n4
Birne fein	Sunval	D, A	n4
Birne pur	Sunval	D, A	n4
Fruchtbecher Birne-Apfel	Sunval	D, A	n4
Adapta PUR Reis & Mais	Adapta	CH	n4
Karotten-Mais	Alnatura	D, A	n4
Baby-Grieß (GB)	Bebivita	D, A	n4
Karotten mit Mais und Bio-Kalb	Hipp	D, A	n4
Kinder-Grieß (GB)	Hipp	D, A	6
Kartoffelpüree mit Mais und Rindfleisch	Holle	D, A, CH	n4
Mildes Kartoffelpüree mit Gemüse & Bio-Kalb	Nestlé	D	n4
Zartes Bio-Gartengemüse	Nestlé	D, A	n4
Zucchini mit Katroffeln	babylove/dm	D	n4
Zucchini-Gemüse	Bebivita	D, A	n4
Bio-Minis Zucchini mit Kartoffel	M. Evers Naturkost	D	n4

Brei- und Gläschenübersicht – Teil 6 von 13

LM	Zutat	Zutat	Notiz
6. – **8.**	11. (10.)	Zucchini (Zuchetti)	
7. – **8.**	12.	Pfirsich	
7. – **8.**	13.	Huhn	
7. – **8.**	14.	Dinkel (GB)	

© Verlag I. Hanreich | Esterhazygasse 7/2, A-1060 Wien | Tel.: (+43 1) 504 28 29-1 | office@kinderkost.com | www.kinderkost.com

Benennungen Beikostprodukte	Marke	D, A, CH	Zeitang.
Zucchini mit Kartoffeln	Hipp	D, A	n4
Zucchini und Kürbis mit Kartoffeln	Holle	D, A, CH	n4
Apfel-Pfirsich	Alnatura	D, A	n4
Apfel mit Pfirsich	babydream/Rossmann	D	n4
Milde Birne (Biosaft mit Mineralwasser)	Hipp	D, A	n4
Pfirsich in Apfel (mit Reis)	Hipp	D, A	n4
Pfirsich in Apfel mit Reis	Hipp	D, A	n4
Apfel & Pfirsich	Holle	D, A, CH	n4
Apfel mit Pfirsich	Humana	D, A	n4
(Sonnengereifte) Pfirsiche in Apfel	Nestlé	D, A	n4
Apfel-Pfirsich-Saft	Nestlé	D, A	n4
NaturNes Apfel und Pfirsich	Nestlé	D, A	n4
Hühnchenfleischzubereitung (mit Reis)	Alnatura	D, A	n4
Karotten-Kartoffeln und Huhn	Alnatura	D, A	n4
Kürbis-Reis-Huhn	Alnatura	D, A	n4, 8
Bio-Kürbis mit Reis und Huhn	babydream/Rossmann	D	n4
Bio-Hühnchenfleisch püriert	babydream/Rossmann	D	n4
Bio-Karotten mit Kartoffeln und Huhn	babydream/Rossmann	D	n4
Gemüse mit Hühnchen	Bebivita	D, A	8
Bio-Hühnchenfleisch (ZU)	Hipp	D, A	n4
Pouletfleisch püriert (ZU)	Hipp	CH	n4
Mais-Kartoffel Gemüse mit zartem Bio-Hühnchen	Hipp	D, A	n4
Feiner Gemüsereise mit zartem Bio-Hühnchen	Hipp	D, A	8
Kürbis mit Huhn	Holle	D, A, CH	n4
Kürbis mit Reis und Huhn	Humana	D, A	6
Karotten mit Kartoffeln & feinem Bio-Hühnchen	Nestlé	D, A	n4, 8
Feine Kartoffeln mit Mais & Bio-Hühnchen	Nestlé	D, A	8
Karotten-Kartoffeln-Poulet BIO	Nestlé	CH	n4
Kürbis mit Reis und Huhn	Sunval	D, A	n4
Dinkelbrei (GB)	Alnatura	D, A	n4
Zwieback Dinkel Baby (mit Palmfett und Hefe)	Alnatura	D	6

GLÄSCHEN – ÜBERSICHT

LM	Zutat	Zutat	Notiz
7. – **8.**	14.	Dinkel (GB)	
7. – **8.**	15.	Karfiol (Blumenkohl)	
7. – **8.**	16.	Marille (Aprikose)	
7. – **9.**	17.	Banane	

 © Verlag I. Hanreich | Esterhazygasse 7/2, A-1060 Wien | Tel.: (+43 1) 504 28 29-1 | office@kinderkost.com | www.kinderkost.com

Benennungen Beikostprodukte	Marke	D, A, CH	Zeitang.
Bio-Dinkel/Vollkornbrei (GB)	babydream/Rossmann	D	n4
Birne in Apfel mit Dinkel	Hipp	D, A	n4
Bio-Babybrei Dinkel (GB)	Holle	D, A, CH	n4
Bio-Baby Dinkel-Zwieback (mit Palmfett und Hefe)	Holle	D, A, CH	6
Dinkelbrei (GB)	Ja! Natürlich	A	n4
Bio-Getreide-Dinkelflocken (GB)	Milupa	A	n4
Bio-Dinkelflocken (GB)	Milupa	D	n4
Pfirsich-Dinkel	pro-biJo	D, A	n4
Dinkel-Vollkornbrei (GB)	pro-biJo	D	n4
Blumenkohl-Kartoffel	Alnatura	D	n4
Blumenkohl mit Kartoffeln	Hipp	D, A	n4
Blumenkohl mit Kartoffeln	Sunval	D, A	n4
Gartenfrüchte (Feine Früchte)	Bebivita	D, A	n4
Marille-Apfel (Biosäfte)	Hipp	A, CH	n4
Aprikose in Apfel	Hipp	D	n4
Marille in Apfel	Hipp	A, CH	n4
Aprikose in Apfel (Fruchtpause)	Hipp	D	n4
Marille in Apfel (Fruchtpause)	Hipp	A	n4
Früchtchen Gartenfrüchte	Nestlé	D, A	n4
Früchtchen Pfirsich & Aprikosen in Apfel	Nestlé	D, A	n4
Apfel-Banane mit Dinkel	Alnatura	D, A	6
Apfel-Banane	Alnatura	D, A	n4
Banane-Pfirsich	Alnatura	D, A	n4
Banane in Apfel	babydream/Rossmann	D	n4
Apfel mit Banane	babylove/dm	D, A	n4
Karotten in Früchtesaft	Bebivita	D, A	n4
Banane in Apfel	Bebivita	D, A	n4
Apfel-Banane (feine Früchte)	Bebivita	D, A	n4
Pfirsich-Banane in Apfel (feine Früchte)	Bebivita	D, A	n4
Bio-Minis Apfel mit Banane	M. Evers Naturkost	D	n4
Äpfel mit Bananen	Hipp	D, A	n4
Banane und Pfirsich in Apfel (mit Reis)	Hipp	D, A	n4

Brei- und Gläschenübersicht – Teil 8 von 13

LM	Zutat	Zutat	Notiz
7. – **9.**	17.	Banane	
8. – **9.**	18.	Erbse	
8. – **9.**	19.	Pastinake	

© Verlag I. Hanreich | Esterhazygasse 7/2, A-1060 Wien | Tel.: (+43 1) 504 28 29-1 | office@kinderkost.com | www.kinderkost.com

Benennungen Beikostprodukte	Marke	D, A, CH	Zeitang.
Banane in Apfel (Fruchtpause)	Hipp	D, A	n4
Pfirsich-Banane (mit Folsäure)	Hipp	CH	n4
Banane in Apfel	Humana	D, A	n4
Aprikose in Banane	Humana	D, A	n4
Pfirsich-Karotte in Birnensaft	Kinella	D	n4
Pfirsiche & Aprikosen in Banane	Nestlé	D, A	n4
Pfirsich-Aprikose in Apfel feinstückig	Nestlé	D	8
NaturNes Früchtekorb	Nestlé	D	8
Apfel-Banane	pro-biJo	D	n4
Apfel-Banane pur	pro-biJo	D	n4
Früchtemix	pro-biJo	D, A	n4
Aprikose-Banane	Sunval	D, A	n4
Fruchtbecher Apfel-Banane	Sunval	D, A	n4
Apfel mit Banane	Sunval	D, A	n4
Feines Gemüseallerlei	Bebivita	D, A	n4
Maisgemüse mit Kartoffeln	Bebivita	D, A	n4
Gemüse-Allerlei	Hipp	D, A	n4
Zartes Gartengemüse (mit Erbsen)	pro-biJo	D, A	n4
Pastinake fein	Alnatura	D, A	n4
Pastinake mit Kartoffeln	Alnatura	D, A	n4
Pastinake-Kartoffel-Rind	Alnatura	D, A	n4
Bio-Pastinake pur	babydream/Rossmann	D	n4
Feine Bio-Pastinaken mit Kartoffeln	babylove/dm	D	n4
Bio-Minis Feine Pastinaken mit Kartoffeln	M. Evers Naturkost	D	n4
Feine Pastinaken	Hipp	D, A	n4
Pastinaken mit Kartoffeln	Hipp	D, A	n4
Pastinakenpüree	Holle	D, A, CH	n4
Pastinake	Humana	D, A	n4
Pastinaken mit Kartoffeln und zartem Bio-Kalb	Nestlé	D, A	n4
Bio-Pastinaken mit Kartoffeln	Nestlé	D, A	n4
NaturNes Pastinaken und Kartoffeln	Nestlé	D, A	n4
NaturNes Pastinaken, Kartoffeln und Kalb	Nestlé	D, A	n4
Pastinaken pur	pro-biJo	D	n4

GLÄSCHEN – ÜBERSICHT

Brei- und Gläschenübersicht – Teil 9 von 13

LM	Zutat	Zutat	Notiz
8. – **9.**	19.	Pastinake	
8. – **9.**	20.	Pute oder Truthahn	
8. – **9.**	21.	Weizen	

© Verlag I. Hanreich | Esterhazygasse 7/2, A-1060 Wien | Tel.: (+43 1) 504 28 29-1 | office@kinderkost.com | www.kinderkost.com

Benennungen Beikostprodukte	Marke	D, A, CH	Zeitang.
Pastinake mit Kartoffeln	pro-biJo	D, A	n4
Pastinaken fein	Sunval	D, A	n4
Adapta PUR Trute	Adapta	CH	n4
Pastinake mit Reis und Putenfleisch	Alnatura	D, A	n4
Bio-Pastinake mit Reis und Pute	babydream/Rossmann	D	n4
Bio-Putenfleisch (ZU)	Hipp	D, A	n4
Mais mit Kartoffelpüree mit Bio-Pute	Hipp	D, A, CH	n4
Pastinaken mit Kartoffeln und Bio-Pute	Hipp	D, A	n4
Reis mit Karotten und Bio-Pute	Hipp	D, A	8
Putenfleisch (ZU)	Holle	D, A, CH	n4
Milasan Karottengemüse mit Reis und Truthahn (Bio)	Nestlé	D	8
Pastinaken mit Kartoffelgemüse & feiner Bio-Pute	Nestlé	D	6
Karottengemüse mit Reis & zartem Bio-Truthahn	Nestlé	D	8
Putenfleischzubereitung (mit Reis)	pro-biJo	D	n4
Putenfleischzubereitung (mit Reis)	Sunval	D, A	n4
Adapta PUR Grieß	Adapta	CH	n5
Grieß-/Getreidebrei	Alnatura	D, A	n4
Babymüsli	Alnatura	D	6
Apfel mit Getreideflocken	babylove/dm	D, A	n4
Früchteallerlei mit Vollkorn	Bebivita	D, A	6
Apfelstückchen mit Banane	Bebivita	D, A	8
Bio-Minis Apfel mit Getreideflocken	M. Evers Naturkost	D	n4
Feinster Weizengrieß	Himmeltau	A	6
Hafer in Apfel (enthält Weizen)	Hipp	D, A	6
Apfelgetreide	Hipp	CH	n6
Bio-Babybrei Griess	Holle	D, A, CH	n4
Pfirsich-Apfel mit Babykeks	Nestlé	D	n4
Pfirsich-Banane mit Karotte	pro-biJo	D	n4
Apfel-Pfirsich mit Zwieback	Sunval	D, A	n4
Gemüsetöpfchen mit Kalbfleisch	Sunval	D, A	6

Brei- und Gläschenübersicht – Teil 10 von 13

LM	Zutat	Zutat	Notiz
8. – **9.**	22.	Heidel-/Blaubeere	
8. – **9.**	23.	Fenchel (oder 8. Kürbis)	
8. – **10.**	24.	Brokkoli (evt. + Butter Zugabe)	
8. – **10.**	25.	Roggen	
9. – **10.**	26.	Kräuter	
9. – **10.**	27.	Tomate	

 © Verlag I. Hanreich | Esterhazygasse 7/2, A-1060 Wien | Tel.: (+43 1) 504 28 29-1 | office@kinderkost.com | www.kinderkost.com

Benennungen Beikostprodukte	Marke	D, A, CH	Zeitang.
Apfel-Heidelbeere	Alnatura	D, A	n4
Birne-Heidelbeere	Alnatura	D, A	n4
Heidelbeeren in Apfel (mit Reis)	Hipp	D, A, CH	n4
Apfel-Heidelbeere pur	Humana	D, A	n4
Wald-Heidelbeeren in Apfel (mit Banane)	Nestlé	D, A	n4
Apfel-Heidelbeere pur	Sunval	D, A	n4
Fruchtbecher Apfel-Heidelbeere und Pfirsich	Sunval	D, A	n4
Karotten-Fenchel	Alnatura	D, A	n4
Kürbis-Kartoffel-Fenchel	Alnatura	D, A	n4
Buntes Bio-Gemüse-Allerlei	Nestlé	A	n4
Zartes Gartengemüse BIO	Nestlé	CH	n5
Milasan Gemüse-Allerlei (Bio)	Nestlé	D	n4
Mischgemüse	pro-biJo	D	n4
Gemüse fein Karottenbrei	Sunval	D, A	n4
Bio-Brokkoli mit Kartoffeln	babydream/Rossmann	D	n4
Brokkoli-Kartoffeln	Hipp	D, A	n4
Brokkoli mit Vollkornreis	Holle	D, A, CH	n4
Kartoffeln mit Blumenkohl, Brokkoli und Rindfleisch	Humana	D, A	6
Brokkolicreme	pro-biJo	D, A	n4
Roggenbrot fein vermahlen			
Gemüsereis mit Putenfleisch	Alnatura	D, A	8
Karotten mit Kartoffeln und Huhn	Humana	D, A	6
Karottenmus mit Hühnchen	pro-biJo	D, A	n4
Gemüse mit Pute	pro-biJo	D, A	n4
Junior-Mischgemüse	pro-biJo	D, A	7
Karotten mit Kartoffeln und Huhn	Sunval	D, A	n4
Karotten-Brokkoli-Tomaten und Dinkelnudeln	Alnatura	D, A	8
Bio-Spaghetti Bolognese	babydream/Rossmann	D	n4
Bio-Gemüsereis mit Bio-Pute	babydream/Rossmann	D	n4
Gemüse mit Kartoffeln und Bio-Pute	babydream/Rossmann	D	8
Gemüsereis mit Bio-Hühnchen	babylove/dm	D, A	n4
Gemüse-Spaghetti mit Bio-Pute	babylove/dm	D, A	n4

Brei- und Gläschenübersicht – Teil 11 von 13

LM	Zutat	Zutat	Notiz
9. – **10.**	27.	Tomate	
9. – **10.**	28.	Weintraube	
9. – **10.**	29.	Schinken/Schweinefleisch	
9. – **10.**	30.	Lamm	
9. – **10.**	31.	Spinat	

© Verlag I. Hanreich | Esterhazygasse 7/2, A-1060 Wien | Tel.: (+43 1) 504 28 29-1 | office@kinderkost.com | www.kinderkost.com

Benennungen Beikostprodukte	Marke	D, A, CH	Zeitang.
Karotten & Kartoffeln mit Bio-Rind	babylove/dm	D, A	8
Gemüse mit Hühnchen und Reis	Bebivita	D, A	n4
Zartes Gartengemüse	Hipp	D, A	n4
Tomatenreis mit feiner Bio-Pute	Hipp	D, A	n4
Gemüsereis mit Pute	Humana	D, A	8
NaturNes Karotten, Kartoffeln und Rind	Nestlé	D, A	n4
Gemüsereis mit Pute	Sunval	D, A	n4
Bio-Fruchtschorle Traube-Birne	babydream/Rossmann	D	n4
Rote Traube in Apfel (Biosäfte)	Hipp	D, A	n4
Apfel-Traube mit Reis	Hipp	D, A	n4
Traube-Apfel-Saft	Kinella	D	n4
Traube-Birne-Fruchtschorle	Kinella	D	n4
Apfel-Traube mit Reis	Nestlé	D, A	n4
Cerealien Apfel mit Reis BIO	Nestlé	CH	n4
Milasan Birne in Apfel (Bio)	Nestlé	D	n4
Milasan Apfel-Reis-Brei mit Traube (Bio)	Nestlé	D	n4
Bio-Schinkennudeln mit Gemüse	babydream/Rossmann	D	8
Gartengemüse mit Kartoffeln und Schweinefleisch	Bebivita	D, A	n4
Schinkennudeln mit Gemüseallerlei	Bebivita	D, A	8
Milasan Gemüse und Kartoffeln mit Schweinefleisch (Bio)	Nestlé	D	n4
Schinkennudeln mit Gemüse	Sunval	D, A	8
Karotte-Kartoffeln und Lammfleisch	Alnatura	D	8
Karotten, Kartoffeln mit Reis und Bio-Lamm	Hipp	D, A	8
Pastinaken mit Kartoffeln & zartem Bio-Lamm	Nestlé	D	8
Spinat mit Kartoffeln	Alnatura	D	n4
Pastinake mit Spinatnudeln	Alnatura	D	8
Spinat mit Reis	Holle	D, A, CH	n4
Gemüserisotto	Holle	D, A, CH	8
Spinat-Kartoffel	Humana	D, A	n4
NaturNes Spinat und Kartoffeln	Nestlé	D, A	n4
Spinat mit Kartoffeln	Sunval	D, A	n4

Brei- und Gläschenübersicht – Teil 12 von 13

LM	Zutat	Zutat	Notiz
9. – **11.**	32. (4.)	Hirse (GB)	
10. – **11.**	33.	Lauch/Zwiebel	

© Verlag I. Hanreich | Esterhazygasse 7/2, A-1060 Wien | Tel.: (+43 1) 504 28 29-1 | office@kinderkost.com | www.kinderkost.com

Benennungen Beikostprodukte	Marke	D, A, CH	Zeitang.
Adapta PUR Hirse	Adapta	CH	n4
Apfel mit Banane und Hirse	Alnatura	D	6
Hirse-Getreidebrei	Alnatura	D, A	n4
Biohirse Vollkornbrei	babydream/Rossmann	D	n4
Feine Hirse (GB)	Hipp	D, A	n4
Bio-Babybrei Hirse	Holle	D, A, CH	n4
Bio-Hirsebrei Apfel-Birne	Holle	D, A, CH	n4
Bio-Babybrei 3-Korn	Holle	D, A, CH	6
Gemüseallerlei mit Hirse	Holle	D, A, CH	8
Milupa 3-Korn	Milupa	CH	n4
Junior-Gemüseallerlei	pro-biJo	D	7
Hirse-Vollkornbrei	pro-biJo	D, A	n4
Gartengemüse	Alnatura	D	n4
Gemüse mit Hirse	Alnatura	D, A	8
Zartes Bio-Gartengemüse	babydream/Rossmann	D	n4
Bio-Gartengemüse mit Hirse	babydream/Rossmann	D	8
Gemüsenudeln mit Bio-Hühnchen	babylove/dm	D, A	8
Schinkennudeln mit Tomaten und Karotten	Bebivita	D	n4
Gemüse-Spaghetti mit Pute	Bebivita	D, A	n4
Feiner Gemüse-Reis mit zartem Hühnchen	Bebivita	D, A	n4
Feines Gartengemüse mit zartem Rindfleisch	Bebivita	D, A	8
Gemüsereis mit Bio-Hühnchen	Hipp	D, A	n4
Tomatenrisotto mit Bio-Schwein	Hipp	D, A	8
Gemüseallerlei	Holle	D, A, CH	n4
Gemüsereis mit zarter Bio-Pute	Nestlé	D, A	n4
Gartengemüse mit Reis & zarter Bio-Pute	Nestlé	D, A	8
NaturNes Gemüse und Hühnchen	Nestlé	D, A	n4
NaturNes Karotten, Kartoffeln und Lamm	Nestlé	D, A	6
NaturNes Karotten, Kartoffeln und Hühnchen	Nestlé	D, A	8
NaturNes Gemüse, Kartoffeln und Rind	Nestlé	D, A	8
Gartengemüse mit Poulet	Nestlé	CH	n6
Gemüserisotto und Schinken	Nestlé	CH	n6
Milasan Gemüsereis mit Putenfleisch (Bio)	Nestlé	D	8

GLÄSCHEN – ÜBERSICHT

Brei- und Gläschenübersicht – Teil 13 von 13

LM	Zutat	Zutat	Notiz
10. – **11.**	33.	Lauch/Zwiebel	
10. – **11.**	34.	Kohlrabi	
10. – **11.**	35.	Kirsche	
10. – **11.**	36.	Gerste	
10. – **11.**	37.	Zwetschke (Pflaume)	

© Verlag I. Hanreich | Esterhazygasse 7/2, A-1060 Wien | Tel.: (+43 1) 504 28 29-1 | office@kinderkost.com | www.kinderkost.com

Benennungen Beikostprodukte	Marke	D, A, CH	Zeitang.
Milasan Gemüse und Kartoffeln mit Schweinefleisch (Bio)	Nestlé	D	8
Zartes Gartengemüse	Sunval	D, A	n4
Gemüse mit Hirse	Sunval	D, A	8
Kohlrabi fein (mit Kartoffel und Reis)	Sunval	D, A	n4
Apfel-Kirsch-Haferflocken	Alnatura	D, A	6
Traube-Apfel-Kirsch-Fruchtschorle	Kinella	D	n4
Bio-Dreikorn-Vollkornbrei	babydream/Rossmann	D	6
Früchte-Duo mit Vollkorn	Humana	D, A	6
Birnen-Apfelmüsli	Sunval	D, A	8
Apfel-Pflaume pur	Humana	D, A	n4
Fruchtbecher Apfel-Pflaume	Sunval	D, A	n4

BABYS BEIKOST – SELBST GEKOCHT!

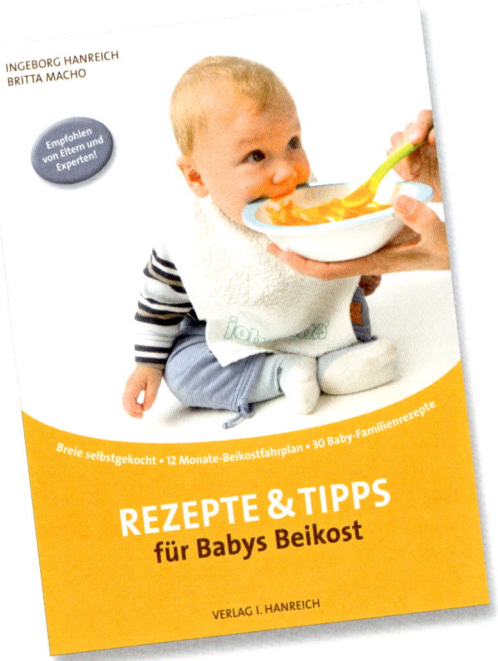

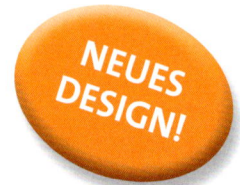

Unser Praxisbuch zum Kochen der Beikost gibt einfache Anleitung zur Zubereitung erster Babybreie und der Babymenüs **für den Familientisch. Der Beikostfahrplan mit Rezepten** unterstützt Sie beim stufenweisen Aufbau des Speiseplans vom **7. – 13. Monat** Mahlzeit für Mahlzeit.

• Welche Lebensmittel sind geeignet, welche sind zu meiden?

• Was ist beim Beikostbeginn und ersten Zufüttern zu beachten?

• Welche Breie oder Komponenten kann ich portioniert tieffrieren?

• Wie gelingt ein Aufbau der Beikost bei erhöhtem Allergierisiko?

• Ab welchem Monat sind Breie bzw. Familienkost geeignet?

In unserem Baby-Rezeptbuch erfahren Sie viele **wertvolle Tipps** zum Selberkochen und erhalten Hilfestellung bei der Zusammenstellung der ersten Breie.
Näheres unter: **www.kinderkost.com**

176 Seiten, 85 Abb. in Farbe
5. Auflage 2008
€ 19,90 (A) / € 19,90 (D) / CHF 34,60
(zzgl. Versandkosten)

IHRE FRAGEN ZUR KINDERERNÄHRUNG!

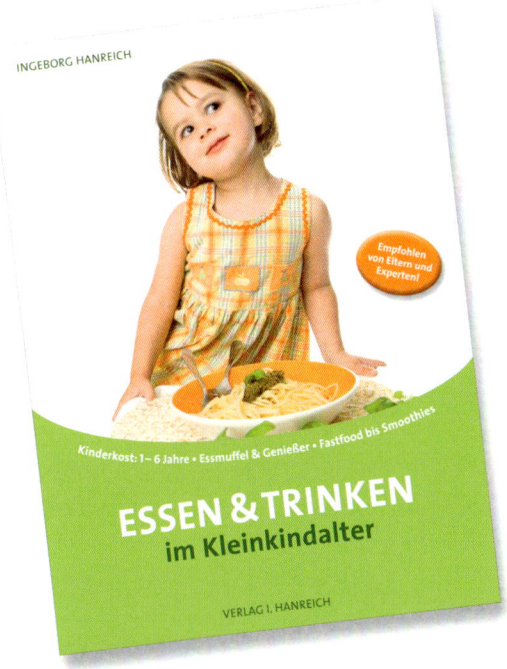

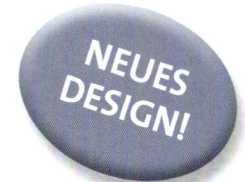

Unser auf Anregung von Leserinnen und Lesern erweiterter Ernährungsleitfaden für Kinder von **1 – 6 Jahren** spannt den Bogen von Fastfood bis Smoothies. Er bietet **praxisnahe Portionsberechnung „in Kinderhandvoll"** für alle Lebensmittelgruppen und beantwortet zahlreiche Elternfragen.

• Was muss ich bei der Familienkost im 2. Lebensjahr beachten?

• Isst mein Kind das, was es essen sollte, oder nur Lieblingsspeisen?

• Was tue ich, wenn es ein Gemüse-Essmuffel ist oder kaum trinkt?

• Wenn es morgens nicht essen mag oder unter Verstopfung leidet?

• Wenn es allergiegefährdet ist oder noch die Flasche bevorzugt?

In unserem Ratgeber über die **Ernährung von Klein- und Vorschulkindern** erhalten Sie Antworten auf diese und weitere häufig gestellte Elternfragen.

Näheres unter: www.kinderkost.com

160 Seiten, 18 Abb. in Farbe
4. Auflage 2008
€ 19,90(A) / € 19,90 (D) / CHF 34,60
(zzgl. Versandkosten)

Liebe Leserinnen und Leser!

Wir freuen uns sehr, wenn wir Ihnen mit unserem Leitfaden zur Säuglingsernährung und der Übersicht über die Gläschen und Breie weiterhelfen konnten. Das Abkürzungsverzeichnis erklärt die wesentlichen Merkmale des Beikostplans, der sich am Ratgeber *„Essen und Trinken im Säuglingsalter" – Band 1* orientiert.

Verständnisfragen können Sie gerne direkt an den Verlag richten:

Verlag • Beratung • Information
Mag. Ingeborg Hanreich, IBCLC
Esterhazygasse 7/2, A-1060 Wien
Tel.: (+43 1) 504 28 29-1
Fax: (+43 1) 504 28 29-4
E-mail: office@kinderkost.com
Internet: www.kinderkost.com

Anregungen und Kritik von Ihrer Seite sind uns ebenfalls gerne willkommen, denn dieses Buch ist schon dank mancher Rückmeldung verbessert und erweitert worden.
Deshalb zögern Sie nicht – rufen Sie an, mailen oder schreiben Sie uns!

Hinweise von Leserinnen haben uns schon auf manche Neuerung im Handel aufmerksam gemacht, die wir in unserer beratenden Tätigkeit weitergeben konnten. Die Gläschen-Übersicht wird regelmäßig erneuert. Das Angebot auf dem Markt ist aber ständig in Veränderung begriffen, sodass sich Abweichungen von der Gläschen-Übersicht ergeben können.

Bei Fragen, die die individuelle Situation Ihres Kindes betreffen, nimmt sich Frau Mag. Hanreich gerne telefonisch, per E-Mail oder im persönlichen Gespräch für Sie Zeit.
Sie berät Sie gerne zum Thema Stillen, Flaschenkost, Beikost und Ernährung im Kleinkindalter sowie zur Ernährung in Schwangerschaft und Stillzeit.
Auch zum Thema Allergieprävention und spezielles Essverhalten werden häufig von Eltern und Elternberatenden Fragen gestellt.
Frau Mag. Hanreich beantwortet diese an der „Ernährungshotline für Mutter und Kind" unter der Rufnummer **(0900) 34 01 01** um € 0,88/Min. (aus dem österr. Festnetz).

Aus dem In- und Ausland sind wir per E-Mail unter dieser Adresse erreichbar: **beratung@kinderkost.com.** Frau Mag. Hanreich beantwortet Ihre Anfragen gegen Vorauskassa.

Wenn Sie im Raum Wien zu Hause sind und **einen persönlichen Beratungstermin** vereinbaren wollen, können Sie dies unter (01) 504 28 29-1 gerne tun.

Seminare, Workshops, Vorträge und Mütterrunden können ebenfalls unter (+43 1) 504 28 29-1 mit Frau Mag. Ingeborg Hanreich vereinbart werden.

Näheres hierzu und zu den Produkten unseres Verlages finden Sie auf unserer Homepage **www.kinderkost.com**.